BEI GRIN MACHT SICH IHR WISSEN BEZAHLT

AF168022

- Wir veröffentlichen Ihre Hausarbeit,
  Bachelor- und Masterarbeit

- Ihr eigenes eBook und Buch -
  weltweit in allen wichtigen Shops

- Verdienen Sie an jedem Verkauf

Jetzt bei www.GRIN.com hochladen
und kostenlos publizieren

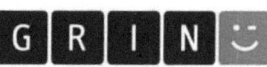

Die Akademisierung des Pflegeberufes in Deutschland unter Mitwirkung von Sabine Bartholomeyczik

Patrick Dormann

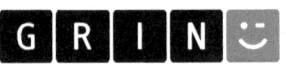

Bibliografische Information der Deutschen Nationalbibliothek:

Die Deutsche Nationalbibliothek verzeichnet diese Publikation in der Deutschen Nationalbibliografie; detaillierte bibliografische Daten sind im Internet über http://dnb.d-nb.de abrufbar.

ISBN: 9783346362179
Dieses Buch ist auch als E-Book erhältlich.

© GRIN Publishing GmbH
Nymphenburger Straße 86
80636 München

Alle Rechte vorbehalten

Druck und Bindung: Books on Demand GmbH, Norderstedt Germany
Gedruckt auf säurefreiem Papier aus verantwortungsvollen Quellen

Das vorliegende Werk wurde sorgfältig erarbeitet. Dennoch übernehmen Autoren und Verlag für die Richtigkeit von Angaben, Hinweisen, Links und Ratschlägen sowie eventuelle Druckfehler keine Haftung.

Das Buch bei GRIN: https://www.grin.com/document/993208

Projektstudienarbeit

Die Akademisierung des Pflegeberufes in Deutschland unter Mitwirkung von Sabine Bartholomeyczik

B.A. Patrick Dormann

Inhaltsverzeichnis

Abbildungsverzeichnis

Abkürzungen

BMI	Body-Mass-Index
DBfK	Deutscher Berufsverband für Pflegeberufe
DQR	Deutscher Qualifikationsrahmen
DRG	Diagnosis Related Group
EQR	Europäischer Qualifikationsrahmen
PlfBRefG	Gesetz zur Reform der Pflegeberufe- Pflegeberufereformgesetz
V./n. Chr.	Vor/ nach Christus

1   Hinführung

Die Ausbildung innerhalb der Krankenpflegeberufe war in Deutschland innerhalb des letzten Jahrhunderts zahlreichen Veränderungen und Modifikationen unterworfen (vgl. Stöver 2010, S. 15). Die aktuellste Erneuerung in diesem Bereich ist das Gesetz zur Reform der Pflegeberufe- Pflegeberufereformgesetz (PflBRefG) (vgl. PflBRefG) vom 17.07.2017.

Im Gegensatz dazu hat sich die Akademisierung des Pflegeberufes hierzulande erst in den letzten 25-30 Jahren, einsetzend mit dem Pflegenotstand der 80er Jahre, entwickelt (vgl. Jacobs et al. 2016, S.43-44). Seitdem ist jedoch eine rasante Entwicklung zu verzeichnen (vgl. Brandenburg, Panfil, Mayer 2007, S.10). So war es in den 70er Jahren nur möglich sich im Ausland durch einen Pflegestudiengang zu qualifizieren oder aber durch einen Studiengang in einer sozialwissenschaftlichen Fachdisziplin, da diese eine gewisse inhaltliche Nähe zum Pflegeberuf aufweisen (Palm, Dichter 2013, S. 14). Erste Studiengänge im Bereich der Pflege hingegen fokussierten eine Qualifikation im managerialem, wissenschaftlichen, oder pädagogischen Bereich (vgl. Friesacher 2013, S. 35). Studiengänge die primär für die pflegerische Versorgung von Patienten qualifizieren sollen wurden bislang nur in Modellvorhaben durchgeführt. Erst durch das PflBRefG ist neben der Qualifikation durch die grundständige Ausbildung eine akademisierte Qualifizierungsmaßnahme auf gesetzlicher Basis geschaffen worden, welche nicht im Rahmen eines Modellvorhabens umgesetzt werden soll (vgl. PflBRefG, §37-39). Erkenntnisse in Bezug auf Durchführung, Effektivität und Steigerung der Patientenversorgung dieser Studiengänge liegen allerdings noch nicht vor, da die Einführung der generalistischen Pflegeausbildung mit der Möglichkeit parallel einen Studienabschluss zu erwerben erst 2020 umgesetzt wird. Entsprechende Erkenntnisse der ersten Umsetzungen sind daher erst im Jahr 2023/2024 zu erwarten. Wie die Weiterqualifizierung für bestimmte pflegerische Fachgebiete, welche aktuell durch (Fach-)Weiterbildungen stattfindet, in Zukunft umgesetzt werden soll ist bisher allerdings noch unklar. Allenfalls Forderungen des Deutschen Berufsverbands für Pflegeberufe (DBfK) lassen erahnen, dass diese Qualifizierungen zukünftig auf Masterebene erfolgen sollen.

Im Ausland hingegen sind die Entwicklung der Pflegewissenschaft und die Akademisierung der Pflege viel weiter vorangeschritten. Die grundständige Qualifikation zur Ausübung eines Berufes in der Pflege findet außerhalb Deutschlands meist auf einem akademischen Niveau statt (vgl. Friesacher 2013, S. 34). Der diesem Bildungsweg entsprechende Abschluss stellt das Bachelor Degree dar. Obwohl sich inhaltlich Überschneidungen zu den Ausbildungsinhalten in Deutschland finden lassen sind die

Abschlüsse jedoch nicht ident. Eine Entwicklung die den Bestrebungen des Bologna Prozesses[1] entgegensteht. Weiterqualifikationen im pflegerischen Setting, welche in Deutschland durch (Fach-) Weiterbildungen erlangt werden, werden im Ausland bereits durch Studiengänge, welche dem Niveau sieben des Deutschen und Europäischen Qualifikationsrahmens (DQR/ EQR) entsprechen und zur Erlangung des Master Degrees führen, durchgeführt.

Die Entwicklung der akademisierten Pflege und gleichbedeutend der pflegewissenschaftlich gestützten Pflege sind in Deutschland noch in der Anfangsphase. Gründe hierfür bietet die historische Entwicklung des Berufsbildes. Die aktuell bestehenden Bestrebungen der Akademisierung sind dabei nicht unwesentlich auf einige wenige bestrebte Pflegekräfte zurück zu führen, die sich schon frühzeitig für eine akademische Qualifizierung von Pflegekräften, analog bestehender Verfahren im Ausland, einsetzten. Zu nennen sind in diesem Zuge Ruth Schröck[2], Christel Bienstein[3], Angelika Zegelin[4], Silvia Käppeli[5] und Sabine Bartholomeyczik.

Die vorliegende Arbeit will daher nach einer Beschreibung der historischen Entwicklung der Krankenpflege in Deutschland die Entwicklungen der Akademisierung des Pflegeberufes in Deutschland unter Bezugnahme auf die Biographie von Sabine Bartholomeyczik eingehend beschreiben.

2   Vorgehensweise

Primäre Quelle zur Erstellung der vorliegenden Arbeit war das Buch „Pflegewissenschaft in Deutschland- Errungenschaften und Herausforderungen- Festschrift für Sabi-

---

[1] Transnationale Hochschulreform, welche das Ziel einer Vereinheitlichung von Studiengängen und –abschlüssen vorsieht, sodass eine Mobilität der Studierenden innerhalb Europas gefördert wird

[2] Krankenschwester, „Registred Nurse" Fachkrankschwester für Psychatriepflege und Pflegewissenschaftlerin, Professorin an der Fachhochschule Osnabrück und Witten/Herdecke

[3] Krankenschwester, Pädagogin und Pflegewissenschaftlerin, leitete das Institut für Pflegewissenschaft an der Universität Witten/Herdecke

[4] Krankenschwester, Erziehungswissenschaftlerin und Pflegewissenschaftlerin, leitete die Fort- und Weiterbildungen am Bildungszentrum Essen des DBfK und als Pflegewissenschaftlerin an der Universität Witten/ Herdecke

[5] Krankenschwester und Hochschullehrerin, die in Großbritannien studierte, Errichtung des Zentrums für Entwicklung und Forschung in der Pflege

ne Bartholomeyczik". Hieraus konnten neben der detaillierten Biographie auch Werke ihres pflegewissenschaftlichen Wirkens und der Historie der Pflegewissenschaft in Deutschland, welche eng mit der Akademisierung verknüpft ist, detektiert werden. Ergänzend zu diesen Informationen wurde zu den offen Fragen eine Internetrecherche durchgeführt, sowie die einschlägigen Bücher zur Pflegewissenschaft in Deutschland miteinbezogen. Hierunter zählen:

- Wissenschaftliches Arbeiten in der Pflege- Lehr- und Arbeitsbuch für Pflegende
- Pflegewissenschaft 1-Lehr und Arbeitsbuch zur Einführung in die Pflegefor- schung
- Pflegewissenschaft 2- Lehr- und Arbeitsbuch zur Einführung in die Pflegefor- schung
- Grundlagen beruflicher Pflege-verstehen und pflegen

Um die Importanz der Arbeit Bartholomeycziks nachvollziehen zu können wird primär die historische Entwicklung des Berufsfeldes der Pflege beschrieben. Darauffolgend wird eine Übersicht über die Bestrebungen hin zur Akademisierung des Berufsfeldes gege- ben mit besonderem Fokus auf die neue entstandene Studienmöglichkeit durch das Plf- BRefG. In Kapitel 4 folgt dann eine Darstellung von Bartholomeycziks Lebenslauf mit einer Übersicht Ihrer einzelnen Projekte.

3   Historische Entwicklungen

Um die gegenwärtigen Konstruktionen im Bereich der Akademisierung des Pflegeberu- fes in Deutschland nachvollziehen zu können müssen primär die historischen Anfänge sowie die darauffolgenden jahrhundertelangen Revisionen betrachtet werden. Hier gilt es die historische Entwicklung der akademisierten Pflegeausbildung im Allgemeinen und die Entwicklung des Pflegeberufes in Deutschland zu differenzieren.

3.1   Historische Entwicklung des Pflegeberufes

Die Entwicklung von Pflege ist geprägt und eng verbunden mit den medizinischen Ent- wicklungen. Da ein vertieftes Verständnis des Pflegeberufes nur durch dieses Wissen entstehen kann, soll im Folgenden kurz die Entwicklung von Medizin und Pflege von der Antike bis heute dargestellt werden:

Innerhalb der frühen Hochkulturen (Ägypten, Mesopotamien, Indien, China) um 4000 vor Christus (v. Chr.) werden die ersten Erkenntnisse der Heilkunde schriftlich festgehalten. Die Vorstellungen von Gesundheit und Krankheit sind dabei noch stark magisch-religiös geprägt, weshalb die Behandlung Priestern, Schamanen und Medizinmännern obliegt (vgl. Lauber 2017, S.25).

Während der Antike (800 v. Chr.- 400/500 n. Chr.) werden die griechischen Errungenschaften im Bereich der Heilkunde durch das römische Reich übernommen und weiter-
entwickelt. Als Ideal wird verstanden die Gesundheit zu erhalten oder wieder her zu stellen. Es werden erstmals kausale Zusammenhänge zwischen Gesundheit und Krankheit
wissenschaftlich basiert untersucht (vgl. ebd., S. 25).

Nach der Legalisierung des Christentums durch Kaiser Konstantin übernimmt die Kirche
caritative Aufgaben wie der Betrieb von Einrichtungen zur Aufnahme und Betreuung von
Hilfsbedürftigen. Die caritativen Aufgaben werden vermehrt von Frauen ausgeführt, was
bis heute das Verständnis von Pflege als Frauenberuf prägt (vgl. ebd., S. 25).

Innerhalb des Mittelalters (500-1500 n.Chr.) legt das Aachener Konzil die Ausübung von
Krankenpflege als Aufgabe von Mönchen und Nonnen fest, sodass an Klöstern medizi-
nisch mit wissenschaftlichem Hintergrund gewirkt wird (vgl. ebd., S. 26).

Während der Neuzeit (1500 n. Chr. -1900 n.Chr.) kommt es zu einem großen Erkenntnisgewinn in der Medizin, vorwiegend auf Grund deren Etablierung als Naturwissen-
schaft. Die daraus resultierenden Fortschritte in Diagnostik und Therapie führen zu höheren Ansprüchen an die Pflege, welche ohne adäquate Ausbildung nicht gewährleistet
werden können. Die bestehende Problematik wird durch den Heidelberger Professor
Franz Anton Mai (1742-1814) erkannt, weshalb dieser die erste Schule zur Ausbildung
für deutsche Krankenwärter gründet (vgl. ebd., S. 26).

Im 19. Jahrhundert werden verschiedene Möglichkeiten zur theoretischen und praktischen Ausbildung von Krankenpflegenden etabliert, unter anderem durch Theodor Flied-
ner[6] in Kaiserswerth/ Düsseldorf und durch Florence Nightingale[7] in London (nicht kon-
fessionell, nicht von einem Krankenhaus abhängig). Zeitgleich wird durch Jean Henri
Dunant das Rote Kreuz gegründet aus welchem heraus sich zahlreiche Schwestern-
schaften entwickeln. Auch innerhalb der Medizin entwickeln sich in dieser Zeit große
Fortschritte unter anderem durch Rudolf Virchow[8], Louis Pastour[9], Ignaz Semmelweis[10],

---

[6] Evangelischer Pastor, der als Erneuerer des apostolischen Diakonissenamtes gilt, seine Arbeit
war prägend für Florence Nightingale

[7] Britische Krankenschwester, die als Begründerin der modernen westlichen Krankenpflege gilt
und parallel das Sanitätswesen reformierte

[8] Forscher im Bereich der Thrombose und der Pathologie

[9] Mitbegründer der medizinischen Mikrobiologie

[10] Vorreiter im Bereich der medizinischen Hygiene

Robert Koch[11], oder Wilhelm Konrad Röntgen[12]. Parallel kommt es in dieser Zeit zu Differenzen zwischen konfessionellen und weltlichen Krankenpflegevereinigungen, die prägend sind für das berufliche Selbstverständnis der Pflege. Grundlegend ist hierbei die Diskussion ob Pflege ein Liebesdienst ist oder ein Beruf, der bezahlt und auf Grundlage einer Ausbildung ausgeführt werden sollte (vgl. ebd., S. 26).

In der Zeit des Deutschen Kaiserreiches und vor dem 1. Weltkrieg gründet Agnes Karll die erste deutsche Berufsorganisation für Krankenpflege. Weiterhin setzt sie sich dafür ein, dass die Krankenpflege zu einem nicht gesundheitsgefährdenden, anerkannten und selbstständigen Frauenberuf werden soll. Am 01.06.1907 tritt das erste deutsche Krankenpflegegesetz in Kraft und regelt unter anderem die Qualifizierung Pflegender durch eine einjährige Ausbildung. Die Krankenpflege ist damit einhergehend ein staatlich anerkannter Beruf und gesetzlich geregelt (vgl. ebd. S. 27).

Während des Nationalsozialismus wird 1938 das Gesetz zur Ordnung der Krankenpflege verabschiedet. Dieses sieht eine 1,5 jährige Ausbildung mit einem anschließenden Anerkennungsjahr vor. Krankenschwestern werden nicht nur in der Gemeindepflege und im Krankenhäusern eingesetzt, sondern arbeiten auch in Konzentrationslagern. Beruflich Pflegende beteiligen sich somit auch an der systematischen Vernichtungspolitik des dritten Reiches, obwohl sie meinen ihrem humanitären Berufsethos treu zu bleiben (vgl. ebd., S. 27).

Nach Beendigung des 2. Weltkriegs wurde 1957 ein Krankenpflegegesetz für die Bundesrepublik Deutschland verabschiedet welches eine zweijährige Ausbildung vorsah. Das Gesetz wurde 1965 geändert, sodass ab diesem Zeitpunkt eine dreijährige Ausbildung vorgesehen war. Im selben Zuge wurde die Kinderkrankenpflege in das Gesetz mit aufgenommen, sodass diese seit 1965 gleichberechtigt neben der Krankenpflege steht. Eine erneute Überarbeitung erfuhr die Ausbildung durch das 1985 verabschiedete Gesetz über die Berufe in der Krankenpflege. Durch das 2004 in Kraft getretene Gesetz über die Berufe in der Krankenpflege werden erstmals präventive, palliative und rehabilative Maßnahmen in den Ausbildungskatalog mit aufgenommen und erweitern somit das Gesamtportfolie und das Aufgabengebiet von Pflegekräften. Im März 2016 wurde durch die Bundesregierung ein Gesetzentwurf zur Reform der Pflegeberufe vorgelegt. Dieser sieht eine Zusammenführung der Ausbildungsberufe der Gesundheits- und Krankenpflege, der Gesundheits- und Kinderkrankenpflege, sowie der Altenpflege zu einer

---

[11] Begründer von Mikrobiologie und Bakteriologie, sowie der Entwickler von Tuberkolin

[12] Entdecker der Röntgenstrahlen

generalistischen Ausbildung vor. Dieser wird in der ersten Instanz von der Christlich de-
mokratischen Union abgelehnt. Trotzdem beschließt die Regierung im Juni 2017 eine
Vereinheitlichung der Ausbildung (vgl. Kapitel 2.1.2) (vgl. Lauber 2017, S.27).
In Deutschland ist es momentan möglich durch 37 primärqualifizierende Studiengänge
zwei Abschlüsse parallel zu absolvieren. Zum einen wird der Abschluss zur Ausübung
eines Pflegeberufes generiert, zum anderen einen Hochschulgrad in Form einer Bachelor Urkunde zu erhalten (vgl. Jacobs et al., S. 44).
Zusätzlich haben sich in den letzten Jahren Pflegekammern in den Bundesländern
Rheinland-Pfalz, Schleswig-Holstein und Niedersachsen gegründet (vgl. Pflegen-online
2018). Eine bundesweite Kammer, sowie die Gründung weiterer Kammern in den einzelnen Bundesländern werden aktuell fokussiert.

3.1.1 Das Pflegeberufereformgesetz

Gegenwärtig wandelt sich der qualitative und quantitative Bedarf an Pflege, sodass sich
auch veränderte Anforderungen an Pflegekräfte ergeben. Zeitgleich ist der bestehende
Fachkräftemangel im Bereich des Pflegesettings eklatant. Diese Problemstellung ergibt
sich aus der Attraktivität des Berufes und den derzeit vorherrschenden Arbeitsbedingungen. Konsekutiv erscheint eine Anpassung von Handlungs- und Ausbildungsprofilen ob-
ligat. Die Komplexität des pflegerischen Arbeitssettings hat daher zur generellen und
politischen Diskussion geführt, ob die zurzeit vorherrschende Qualifikation beruflich pflegender durch eine dreijährige Ausbildung (vgl. Kapitel 2.1) ausreichend ist (vgl. Jacobs
et al., S. 38).
Das am 17.07.2017 beschlossene und am 24.07.2017 veröffentlichte Gesetz zur Reform
der Pflegeberufe sieht aus den genannten Gründen auch die Eventualität einer hoch-
schulischen Pflegeausbildung vor, welche auch die grundständige Ausbildung beinhaltet
(vgl. PflBRefG, §37-39, S.2593 f.). Fokussiertes Ziel ist, dass die Ausbildung/ das Studium den Absolventen zu den unmittelbaren Tätigkeiten an den zu Pflegenden aller Ge-
nerationen befähigt (vgl. ebd., §37, Abs. 1, S.2593). Weiterhin soll das Studium Kompe-
tenzen basierend auf Wissenschaft und Methodik zur selbstständigen, umfassenden und
prozessorientierten Pflege der zu Pflegenden fördern und ausbilden (vgl. ebd., §37, Abs.
2, S. 2593). Zusätzlich zu den in der grundständigen Ausbildung erworbenen Kompe-
tenzen befähigt das Studium weiterführend zur Steuerung und Gestaltung hochkomple-
xer Pflegeprozesse durch wissenschaftsbasierte und wissenschaftsorientierte Alternati-
ven. Hinzukommend erhält der Absolvent ein grundständiges Wissen über die
Grundlagen der Pflegewissenschaft, des gesellschaftlich-institutionellen Rahmens sowie des normativ-institutionellen Systems und über die Weiterentwicklung der gesund-
heitlichen und pflegerischen Versorgung. Ziel ist es, dass er diese eigenverantwortlich

mitgestalten kann. Zugleich erlernt der Studierende die Fähigkeit sich die neuwertigsten Forschungsgebiete der professionellen Pflege zu erschließen und angemessene Problemlösungen auf dieser Grundlage zu entwickeln. Er ist befähigt neueste Technologien in den Berufsalltag zu implementieren sowie Fort- und Weiterbildungsbedarfe zu erfassen. Während des Studiums setzt sich der Studierende kritisch und analytisch mit theoretischem und praktischem Wissen auseinander. Auf Grundlage dessen entwickelt er innovative Ansätze zur Optimierung des beruflichen Handlungsfeldes. Qualitätskonzepte, Leitlinien und Expertenstandards kann er nach Absolvierung des Studiums eigenverantwortlich mit entwickeln (vgl. ebd., §37, Abs. 3, S.2593 f.). Die minimale Studienlaufzeit umfasst dabei mindestens drei Jahre. Sie unterteilt sich in theoretische und praktische Lehrveranstaltungen. Der theoretische Teil wird dabei an staatlichen oder staatlich anerkannten Hochschulen angeboten, während der praktische Teil durch Praxiseinsätze nachgewiesen werden muss. Basis des Studiums bildet dabei ein modular gegliedertes Curriculum (vgl. ebd., §38, Abs. 1, S.2594). Die entsprechenden Konzepte der einzelnen Studiengänge werden anfänglich und in regelmäßigen Abständen durch die berechtigte Landesbehörde im Zuge eines Akkreditierungsverfahren überprüft (vgl. ebd., §38, Abs. 2, S. 2594). Die vorgeschriebenen Praxiseinsätze sind unterteilt in Pflichteinsätze, einen Vertiefungseinsatz und zusätzliche Einsätze. Die Einrichtungen der praktischen Weiterbildung haben dafür Sorge zu tragen, dass eine Praxisanleitung gewährleistet ist, werden hierbei aber wiederrum durch von Mitarbeitern der Hochschule erbrachte Praxisbegleitungen unterstützt (vgl. ebd., §38, Abs. 3, S. 2594). Die Gesamtverantwortung zur Abstimmung des Studienganges obliegt dabei der Hochschule und wird durch entsprechende Kooperationsvereinbarungen mit den Anbietern der praktischen Anteile geregelt (vgl. ebd., §38, Abs. 4, S. 2594). Der Studiengang schließt mit der Verleihung des akademischen Grades ab (vgl. ebd., §39, Abs. 1, S. 2594), wobei die hochschulische Prüfung auch die staatliche Prüfung zur Erlangung der Berufszulassung umfasst (vgl. ebd., §39, Abs. 3, S. 2594).

Das Pflegeberufereformgesetz ermöglicht damit die Implementierung der pflegerischen Ausbildung in Kombination mit einem Studiengang. Dies war bislang nur im Rahmen von Modellvorhaben möglich. Nach Beendigung des dualen Studiums ist der Absolvent analog seiner beiden Berufsqualifikationen demnach befähigt sowohl Pflegebedürftige analog neuester wissenschaftlicher Erkenntnisse zu versorgen als auch diese wissenschaftlich zu begründen, Handlungsalternativen zu eruieren und pflegerische Behandlungsempfehlungen zu erstellen.

Die Einstufung des Studienabschlusses erfolgt in Niveau 6 des DQR, analog der ersten Stufe des Qualifikationsrahmens für deutsche Hochschulabschlüsse (vgl. AK DQR 2011, S. 5).

3.2 Historische Entwicklung der Pflegewissenschaft und Akademisierung der Pflege

Florence Nightingale gilt als Begründerin der modernen Krankenpflege. Die von ihr verfassten Schriften haben zwei grundlegende Bedeutungen in der Geschichte der Pflege:

1. Grundstein für den Beginn der Professionalisierung des Pflegeberufes
2. Anstoß für die Entwicklung von Pflegewissenschaft

Innerhalb dieser Schriften versuchte Sie als erste Phänomene, die Sie bei der Pflege britischer Soldaten beobachtete, zu beschreiben und zu analysieren. Sie erkannte dadurch, dass die genaue Dokumentation und Erhebung medizinischer und pflegerischer Betreuung zu einem neuen Erkenntnisgewinn führt. Dieser Erkenntnisgewinn führte daraufhin zur Evolution der Betreuung und Behandlung kranker Menschen (vgl. Lauber 2018, S. 138). Ihre konzeptionellen Visionen formen dabei bis heute das Pflegeverständnis und bilden eine Grundlage für die Ausrichtung der Pflegeforschung (vgl. LoBiondo-Wood, Haber 2005, S. 17)

Anfang des 20. Jahrhunderts entwickelte sich die Pflege dann zu einer eigenständigen wissenschaftlichen Disziplin. So hatte Adelaide Nutting als Krankenschwester den ersten Lehrstuhl für Krankenpflege in den USA inne. 1907 folgte die Berufung als Professorin für Krankenhauswirtschaft an der Columbia University in New York, welche 1910 in der Einrichtung einer eigenen Abteilung für „Krankenpflege und Gesundheitsfürsorge" mündete (vgl. Lauber 2018, S. 138; vgl. LoBiondo-Wood, Haber 2005, S. 18).

1956 wurde an der Universität von Edinburgh der erste Studienlehrgang etabliert, der zur Grundausbildung in der Krankenpflege vorgesehen war. Die Akademisierung des Pflegeberufes begann in Europa somit in Großbritannien (vgl. Lauber 2018, S. 138). In Osnabrück wird 1990 der erste Studiengang für Pflegende in Deutschland an einer Fachhochschule implementiert (vgl. ebd., S. 27).

Aktuell werden in allen europäischen Ländern Studiengänge für Pflegende angeboten, die für differente Tätigkeiten innerhalb des Settings qualifizieren. Besonders ist hier zu bemerken, dass in den meisten europäischen Ländern die Qualifikation von Pflegekräften im Hochschulsetting stattfindet (vgl. ebd., S. 138).

Innerhalb Deutschlands ist erst eine späte Akademisierung des Pflegeberufes zu verzeichnen. Zum einen wurde der Bedarf an akademisch qualifizierten Pflegekräften durch die Politik nicht erkannt, zum anderen wehrten sich die Mediziner durch vermehrte Lobbyarbeit gegen diese Entwicklung. Neue wissenschaftliche Erkenntnisse aus dem Ausland wurden somit nur für eine kleine Gruppe Pflegender in Deutschland zugänglich. Entweder hatten diese im Ausland studiert/ gearbeitet, oder ihr Interesse war so groß, dass sie sich aus eigener Intention mit dem Thema trotz einer sprachlichen Barriere auseinander setzten (vgl. Palm, Dichter 2013, S. 14).

Da es primär nicht möglich war einen Studiengang mit pflegerischer, oder pflegewissenschaftlicher Ausrichtung in Deutschland zu absolvieren, entschiedenen sich Pflegende dafür eine andere Wissenschaftsdisziplin zu fokussieren, in welcher Sie einen gewissen Bezug zur Pflege sahen. Hierunter zählen beispielsweise Psychologie, Soziologie, oder Pädagogik. Die Hochschullehrer aus den jeweiligen Bereichen konnten allerdings keinen Bezug zum pflegerischen Setting aufweisen und auch der Zugriff auf internationale Literatur aus dem Pflegebereich war nur schwerlich umsetzbar (vgl. ebd., S. 14). Umso herausragender erscheint es in diesem Zusammenhang, dass Pioniere der Pflegewissenschaft wie Hilde Steppe[13], Antje Grauhan[14], Silvia Käppeli und Sabine Bartholomeyczik ihre Qualifikationsarbeiten zu einem pflegerelevanten Thema erstellten, obwohl ihr Studiengang nicht pflegewissenschaftlich ausgelegt war (vgl. ebd., S.14).

In diesem Zuge ist zu erwähnen, dass zwar 1895 die erste Habilitation im Bereich der Krankenpflege in Berlin abgelegt wurde. Dies geschah allerdings durch den Mediziner M.Mendelsohn (vgl. ebd., S.14).

Ein 1978 etablierter erster Modelstudiengang an der Freien Universität in Berlin wurde nicht regelhaft angeboten, da von Seiten der Pflegepraktiker keine Relevanz der Akademisierung wahrgenommen wurde. Eine dauerhafte Umsetzung des Projektes war somit nicht realisierbar (vgl. ebd. S. 14).

1987 wurde mit Ruth Schröck die erste Professur in Deutschland mit einer Pflegewissenschaftlerin besetzt. Tätig war Schröck in dieser Funktion an der Fachhochschule in Osnabrück.

Darauffolgend versuchten mehrere Fachhochschulen Studiengänge für Pflegekräfte zu initiieren und etablieren. Der Fokus der Studiengänge lag indes auf den Bereichen des

---

[13] Krankenschwester, Berufspolitikerin, Diplompädagogin, Pflegewissenschaftlerin und Professorin, Schwerpunkt ihrer Forschung lag in der Klärung der Rolle der Krankenpflege zur Zeit des Nationalsozialismus

[14] Krankenschwester, Schulleiterin und Pflegewissenschaftlerin, Schwerpunkt ihrer Tätigkeit lag in der Konzeption von generalistischen Pflegeausbildungen/ Studiengängen

Pflegemanagements und der Pflegepädagogik. Nachfolgend entwickelten sich erste Studiengänge im Bereich der Pflegewissenschaft. Voraussetzung der meisten Studiengänge war allerdings eine bereits abgeschlossene Ausbildung in einem pflegerischen Bereich (vgl. ebd., S. 15).

Gefördert durch die Robert Bosch Stiftung wurden 1998 die ersten Promotionsmöglichkeiten innerhalb der Pflegewissenschaft an der Universität Witten/ Herdecke angeboten. Darauf folgte die Möglichkeit zur Promotion an den Universitäten Berlin, Bielefeld, Bremen, Halle, Osnabrück und Vallendar. Zum jetzigen Zeitpunkt könnten daher zahlreiche Promotionen und mehrere Habilitationen an allen zuvor genannten Standorten abgelegt werden (vgl. ebd., S. 14 f.).

Zu den bisherigen Graduierungsmöglichkeiten konnte im Mai 2013 die Möglichkeit einen Doctor of Philosphy (PhD)[15] Abschluss zu erwerben in Witten Herdecke hinzugefügt werden (vgl. ebd., S. 15).

Im Zuge dieser Entwicklungen schlossen sich die Hochschullehrer mit ihren jeweiligen Fachbereichen zu einer Dekanenkonferenz zusammen. Diese bearbeitet die aktuellen hochschulpolitischen Themen aus dem Bereich der Pflege (vgl. ebd., S. 15).

Um auch noch außen über den Hochschulbereich einen Einblick über die dortigen Tätigkeiten zu schaffen, wurden Einrichtungen und Verbünde etabliert, die die Ergebnisse der jeweiligen Forschungstätigkeiten nach außen repräsentieren können. Zu diesen gehören unter anderem:

- Institut für Pflegewissenschaft der Universität Bielefeld (Gründung: 1995)
- Institut für Pflegewissenschaft der Universität Witten/ Herdecke (Gründung: 1995)
- Institut für Medizin-, Pflegepädagogik und Pflegewissenschaft an der Charité in Berlin (Gründung: 1997)
- Institut für Gesundheits- und Pflegewissenschaft an der Martin-Luther-Universität Halle (Gründung: 1999)
- Institut für Public-Health an der Universität Bremen (Gründung: (1999)

Ferner wurden durch Fachhochschulen Forschungsinstitute gegründet wie das Deutsche Institut für angewandte Pflegeforschung, welches primär mit der katholischen Fachhochschule in Köln kooperiert, aber auch mit weiteren Fachhochschulen, und das

---

[15] Wissenschaftlicher Doktorgrad in englischsprachigen Ländern und somit höchster Abschluss des Postgraduiertenstudiums

hessische Institut für Pflegeforschung, welches mit den Fachhochschulen in Darmstadt, Frankfurt und Fulda zusammenarbeitet (vgl. ebd., S. 15).

Die Angaben wie viele Studiengänge aktuell für Pflegende bestehen variieren je nach Literatur. So geht Bienstein in der Festschrift für Sabine Bartholomeyczik davon aus, dass 85 Studiengänge in Deutschland angeboten werden, davon 30 mit managerialem Schwerpunkt, 25 mit pädagogischem Schwerpunkt, 10 mit pflegerischem Schwerpunkt und 10 in einer dualen Ausrichtung (vgl. ebd. S. 15). Friesacher hingegen konnte in seinem Artikel „Studienmöglichkeiten in der Pflege" 38 weiterführende Studiengänge für Pflegende mit Bachelor Abschluss identifizieren (Stand 2013) (vgl. Friesacher 2013, S. 38-45). Der Schwerpunkt einer Vielzahl dieser Studiengänge liegt dabei jedoch weiterhin bei den Vertiefungen Management, Pädagogik oder Wissenschaft (vgl. ebd., S. 38-45). Beiden Publikationen ist jedoch zu entnehmen das die Tendenz der Studienangebote steigend ist. Vor allem ist eine Zunahme der Krankenpflegeschulen, die mit Hochschulen kooperieren zu verzeichnen (vgl. Palm, Dichter 2013, S. 15).

Den Kritikern der Akademisierung aus Praxis und Politik setzt Bienstein eine Hochrechnung entgegen. So kann nach ihren Aussagen die von der Robert-Bosch Stiftung geforderte Marke von 10 % akademisch ausgebildeter Pflegender erst in circa 40 Jahren erreicht werden.

Grundlegend für diese Entwicklungen waren allerdings die Arbeit und das Engagement einiger Pioniere, unter anderem von Sabine Bartholomeyczik.

4   Sabine Bartholomeyczik

Sabine Bartholomeyczik wurde am 13.04.1944 in Heidelberg geboren.

Innerhalb ihrer beruflichen Bildung sind verschiedene Etappen zu verzeichnen. Sie absolvierte primär die Krankenpflegeausbildung 1964-1967 an der Schwesternschule der Universität Heidelberg. Anschließend studierte sie 1968-1973 Soziologie, Psychologie und Methoden an der Universität Mannheim. Zusätzlich absolvierte sie 1973 als Stipendiatin einen Sommerkurs in „Methodology" an der University of Michigan. 1981 promovierte sie am Institut für Soziologie der Freien Universität Berlin mit dem Thema „Krankenhausstruktur-Stress und Verhalten gegenüber Patienten". Auf Grund der Arbeit wurde ihr der doctor rerum politicarum (Doktor der Staatswissenschaften) verliehen (vgl. Palm, Dichter 2013, S.346).

Auch innerhalb ihres beruflichen Werdeganges sind diverse Abschnitte zu verzeichnen. So arbeite sie 1967-1970 als Krankenschwester in verschiedenen Krankenhäusern in Berlin und Mannheim. Am Institut für Sozialmedizin und Epidemiologie des Gesundheitsamtes in Berlin war sie 1974-1990 als wissenschaftliche Mitarbeiterin beschäftigt. Darauf

folgte eine Anstellung als wissenschaftliche Mitarbeiterin am Agnes Karll Institut für Pflegeforschung in Eschborn in den Jahren 1991-1992. Zusätzlich war sie von 1990-1993
als freiberufliche Pflegeforscherin und Dozentin für Pflegeforschung und Pflegewissenschaft tätig. In den Jahren 1993-2001 arbeitete sie als Professorin für das Fachgebiet
Pflegewissenschaft am Fachbereich Pflege und Gesundheit an der Fachhochschule
Frankfurt am Main. Seit 2001 ist Bartholomeyczik Universitätsprofessorin und Inhaberin
des Lehrstuhls für Epidemiologie-Pflegewissenschaft am Department für Pflegewissenschaft der Fakultät für Gesundheit der Universität Witten/ Herdecke. Zusätzlich ist sie
seit 2009 Sprecherin des Deutschen Zentrums für Neurodegenerative Erkrankungen mit
Standort in Witten (vgl. ebd., S.346 f.).

Im Zuge ihrer Forschungsarbeit hat Bartholomeyczik mehrere Forschungsprojekte mit-
gestaltet und abgeschlossen. Hierunter fallen beispielsweise:

- Auswirkungen von Krankenhausstruktur auf Pflegende und Ärzte und deren In-
  teraktion mit den Patienten
- Soziale Bedingungen der Inanspruchnahme von Schwangerenvorsorgeuntersu-
  chungen
- Gesundheitliche Folgen von Nacht- und Schichtarbeit
- Eigeneinrichtungen der AOK Berlin und Präventionspotential
- Erwerbstätigkeit, Familienarbeit und Gesundheit bei Frauen
- Struktur, Belastungen und Erleben des Nachtdienstes Pflegender im Kranken-
  haus
- Mitarbeit in Forschungsprojekten über Sexualverhalten, Drogenkonsum und HIV-
  Prävalenz bei Prostituierten in verschiedenen Regionen der USA
- Mitarbeit beim Projekt über Pflege beim Patienten nach einem Schlaganfall
- Erweiterung fachlicher Kompetenz bei Pflegenden und deren Auswirkungen
- Voraussetzungen und Folgen des Einsatzes von Stationsassistentinnen
- Auswertung von Begutachtungsdaten des Medizinischen Dienstes der Kranken-
  kassen Hessen zur Analyse des Bedarfs an häuslicher und stationärer Pflege
- Evaluation der Orientierungswerte für die Pflegezeitbemessung
- Qualitätsentwicklung und Leistungstransparenz in Frankfurter Altenpflegehei-
  men (vgl. ebd. , S. 347)

Seit Bartholomeyczik 2001 den Lehrstuhl für Epidemiologie-Pflegewissenschaft an der
Universität Witten/ Herdecke innehat konnte sie weitere Projekte mit differenten For-
schungsschwerpunkten initiieren:

Einer ihrer Forschungsschwerpunkte ist die „pflegerische Diagnostik" als systematischer
Prozess. Verbunden mit dieser ist die Entwicklung einer eigenen Fachsprache, sowie

von Instrumenten die Pflegeleistungen ersichtlich werden lassen. Hierunter zählen entsprechende pflegerische Diagnosen, Assesmentinstrumente, eine adäquate Pflegedo-
kumentation und Pflegeindikatoren im Krankenhaus. Als Erfolge dieser Forschungsbe-
mühungen konnte ein strukturierter Assesmentbogen zur Erfassung der Auslöser für
herausforderndes Verhalten für dementiell erkrankte Personen entwickelt und getestet
werden. Hinzu kam die Entwicklung eines Screening-Instruments zur Erkennung eines
Risikos für Schluckstörungen und eines Assesmentinstrumentes zur Erkennung des Risikos für eine Mangelernährung. Weiterhin wurde die Prozess- und Ergebnisqualität des
Pflegedokumentationssystems Functional Independence Measure überprüft (vgl. ebd.,
S. 348).

Weiterer Forschungsschwerpunkt Bartholomeycziks ist die „Qualitätsentwicklung". In
diesem Zuge konnten Qualitätsinstrumente zur Versorgung von Menschen mit Demenz
in Altenheimen interdisziplinär implementiert werden. Zudem wurde eine Rahmenemp-
fehlung zum Umgang mit herausforderndem Verhalten bei Menschen mit Demenz in der
stationären Altenhilfe entwickelt und das Forschungsprojekt „Gesund altern in Witten"
mit dem inhaltlichen Fokus von Mundgesundheit, Mangelernährung und adäquater Me-
dikamentenversorgung von Altenheimbewohnern umgesetzt. Durch die Forschung
konnte auch die Entwicklung des Expertenstandards „ Bedürfnis- und bedarfsgerechte
Nahrungs- und Flüssigkeitsaufnahme bei pflegebedürftigen Menschen" vorangetrieben
werden. Hinzu kommt die Forschung im Bereich der Ernährung und Flüssigkeitsversorgung von Menschen mit Einschränkungen bei der oralen Nahrungsaufnahme. Weiterhin
wurden durch die Forschung Bartholomeycziks Referenzmodelle zur Förderung der qua-
litätsgesicherten Weiterentwicklung der vollstationären Pflege entwickelt. Ferner liegen
eine systematische Literaturanalyse zum Thema Kontrakturen und die Schrift „Mangelernährung: Grundlagen zur Entwicklung eines nationalen Expertenstandards" durch ihre
Mitarbeit vor (vgl. ebd., S. 346).

Die Entwicklung pflegerischer Arbeit ist ein zusätzlicher Forschungsschwerpunkt Bartholomeycziks. Innerhalb dessen beleuchte sie die Entfaltung des pflegerischen Settings
unter sich kontinuierlich verändernden gesellschaftlichen Bedingungen/ eines sich kontinuierlich verändernden Gesundheitssystems. Fokus liegt hierbei auf der Verdichtung
und Neustrukturierung im Arbeitsfeld des Krankenhauses, sowie Veränderung innerhalb
der ambulanten Versorgung. Somit konnten folgende Paper veröffentlicht werden:

- Adäquate Abbildung des Pflegeaufwandes im G-Diagnosis Related Group
  (DRG)-System
- Die Erfassung des Pflegeaufwandes bei Patienten der medizinischen Diagnose
  Myokardinfarkt

- DRG´s und pflegerische Leistung
- Begleitung und Edukation von Schlaganfallbetroffenen und ihren Angehörigen
- Erfassung von Hilfsmitteln und Kenntnissen zur Unterstützung eines rückenge-
  rechten Bewohnertransfers in der stationären Altenpflege
- Arbeitsbedingungen im Krankenhaus
- Erstellung einer Ist-Analyse und einer differenzierten Arbeitsstrukturanalyse in
  der geriatrischen Universitätsklinik im Spital Ziegler, Bern

Da Bartholomeycziks Lebenslauf und Forschungsarbeit zwar einen großen Umfang hat, aber trotzdem ein immenser Einfluss auf die Akademisierung des Pflegeberufes hat, sollen im Folgenden exemplarisch Ausbildungs- und Wirkungsstätten dargestellt werden, da diese prägend für die weitere berufliche Karriere sind, um dann nachfolgend exemplarisch einzelne Forschungen vor zu stellen.

4.1   Etappen der Ausbildung

Ihre Ausbildung zur Krankenpflegerin absolvierte Bartholomeyczik an der Schwestern-schule der Universität Heidelberg (vgl. Kapitel 4). Diese wurde 1953 als Modelleinrichtung zur Weiterentwicklung der Krankenpflegeausbildung in Deutschland gegründet. Dabei wurden wichtige Impulse zur Entwicklung der Pflegewissenschaft aus diesem Institut gegeben, sodass einige der Absolventinnen zu den ersten Professorinnen auf dem Gebiet der Pflege in Deutschland gehören (vgl. Universität Heidelberg 2013).

Die Universität Mannheim, an der Bartholomeyczik studierte, ist in den Bereichen Soziologie und Psychologie einer der besten Standorte in Deutschland und besticht auch im internationalen Vergleich durch ein hohes Niveau (vgl. Universität Mannheim o.J.).

Die an der Freien Universität in Berlin eingereichte Dissertation „Krankenhausstruktur Stress und Verhalten gegenüber Patienten" beschäftigt sich inhaltlich mit den Arbeits-verhältnissen im Krankenhaus und dem daraus resultierenden Verhältnis des Pflegepersonals zu Patienten und Kollegen. Zu den innerhalb der Arbeit behandelten Foki gehörten die Kommunikation des Personals untereinander, die arbeits- und patientenbezogene Kommunikation, die Idealisierung der Krankenpflege und der daraus resultierende Einfluss auf die eigene Arbeit. Weitere behandelte Themen waren die Arbeitszufriedenheit und die Stressbelastung am Arbeitsplatz, sowie Kooperationsschwierigkeiten, das Verhältnis zu Vorgesetzten, frustrierende Situationen, Vermutungen über die Zufriedenheit von Patienten, die Kontakte außerhalb des Dienstes und die Einstellung zur Freizeit (gesis o.J.).

4.2   Etappen der Beschäftigungsverhältnisse

Das Institut für Sozialmedizin und Epidemiologie, in welchem Bartholomeyczik 1974-1990 beschäftigt war, ist eine Unterorganisation des Gesundheitsamtes, welche zuständig ist für die Entwicklung und Anwendung von Methoden der Gesundheitsstatistik (vgl. RKI 2017).

Das Agnes-Karll Institut für Pflegeforschung, in welchem sie anschließend von 1991-1992 arbeitete, ist ein Institut des DBfK, welches das zentrale Anliegen verfolgt durch Forschung und Verbreitung der jeweiligen Erkenntnisse zu einer Vermehrung des pflegerischen Wissensstandes bei zu tragen und somit den Professionalisierungsprozess voran zu treiben (vgl. Familienwortschatz o. J.).

Die Fakultät für Gesundheit der Universität Witten/ Herdecke an der Bartholomeyczik seit 2001 als Professorin und Inhaberin des Lehrstuhlstuhls für Epidemiologie und Pflegewissenschaft tätig ist, ist die einzige Institution in Deutschland, die die Disziplinen Medizin, Zahnmedizin, Psychologie und Pflegewissenschaft vereint. Ziel der gemeinsamen Fakultät ist, dass Themen einer modernen Gesundheitsversorgung intensiver bearbeitet werden können, wenn diese einen gemeinsamen akademischen Rahmen geboten bekommen (Universität Witten Herdecke, o.J.)

4.3   Inhalte ausgewählter Projekte

Die von Bartholomeyczik durchgeführten Projekte und Veröffentlichungen sind zu umfangreich und komplex, um diese nachfolgend vollumfänglich darzustellen. Ein Überblick über ihr komplettes Wirken bietet die im Huber Verlag erschienene Festschrift zu ihrer Person. Um allerdings die Auswirkungen ihrer Arbeit auf die Professionalisierung und Akademisierung der Pflege zu beschreiben werden nachfolgend drei Ihrer Themenschwerpunkte eingehend beschrieben. Zu diesen zählen die Erfassung der Arbeitsbedingungen von Pflegenden, die Förderung von adäquaten Assesmentinstrumenten vor allem in Bezug auf die Erfassung der Ernährungssituation von Patienten und ihre Arbeit in Bezug auf die Erforschung der Versorgung von dementiell erkrankten Patienten.

Am 2008 veröffentlichten Abschlussbericht zum Projekt „Arbeitsbedingungen im Krankenhaus"-Projekt F 2032, welches im Auftrag der Bundesanstalt für Arbeitsschutz und Arbeitsmedizin erstellt wurde, war Bartholomeyczik federführend beteiligt. Untersucht wurden hier die Abweichungen von Arbeitsinhalten und Arbeitsprozessen, welche durch die Implementierung der DRG-basierten Versorgung innerhalb der stationären Krankenhausversorgung entstanden sind. Kausal führten diese zu einem Anstieg der Arbeitsbelastung und zu einer Arbeitsverdichtung für ärztliches und pflegerisches Personal. Auf Grund dieser Veränderungen wurde innerhalb eines interdisziplinären

Forschungsprojektes an drei Krankhausstandorten der Maximalversorgung ein Organisationsprozess initiiert, durchgeführt und evaluiert (vgl. Bartholomeyczik et al., S. 1). Beide Berufsgruppen wurden initial mittels einer standardisierten Befragung interviewt, um die Ist Situation zu erfassen. Die Ergebnisse der Befragung wurden dann in Workshops diskutiert. Eine daraufhin gebildete Projektgruppe erarbeitete anhand der Ergebnisse Lösungsmöglichkeiten. Hierzu gehörten optimierte Visitenzeiten, die Anwesenheit des Arztes auf der Station und verbesserte Absprachen zwischen pflegerischem und ärztlichem Personal. Die Intervention dauerte dabei ungefähr ein Jahr an und wurde abschließend mittels eines standardisierten Fragebogens evaluiert. Während der Durchführung des Projektes war eine deutliche Verbesserung der Kommunikation zwischen den beiden Berufsgruppen zu verzeichnen. Die Rahmenbedingungen wurden von den Befragten zeitgleich als gleichbleibend, oder sich potentiell verschlechternd empfunden. Besonders hervorzuheben ist, dass vor allem Pflegende durch den signifikanten Einfluss auf die Arbeitssituation weniger drüber nachdachten die Arbeitsstelle oder sogar den Beruf der Pflege insgesamt zu verlassen. Weiterhin sanken die Belastungen durch Burnout und Arbeitsplatzunsicherheiten. Als Ergebnis des Projektes wird daher von der Forschungsgruppe verzeichnet, dass durch die gemeinsame Erarbeitung von Lösungsmöglichkeiten zur Verbesserung des täglichen stationären Arbeitsablaufes eine Erhöhung der Mitarbeiterzufriedenheit möglich ist. Dies wird zurückgeführt auf eine Reduktion der psychosozialen Belastungen (vgl. ebd., S.5).

Maßgeblich war Bartholomeyczik auch an einer Wiederholungsstudie zum Thema der Nachtarbeit in Krankenhäusern beteiligt. Die erste Studie fand dabei in den Jahren 1986-1989 statt, während die zweite Studie mit nur leicht verändertem Studiendesign in den Jahren 2010-2013 stattfand. Mittels eines 40 Themenkomplexe umfassenden Fragebogens wurden die Bedingungen aus Sicht der Pflege erhoben. Dieser konnte mittels Ankreuzen ausgefüllt werden. Beteiligt waren Krankenhäuser der Regel- und Maximalversorgung aus mehreren Bundesländern (vgl. Bienstein, Meyer 2014, S.428 ff.) Oftmals wurden neben den Ankreuzfeldern Felder zur freien Formulierung intensiv durch die Pflegenden genutzt, um Erfahrungen, erlebte Situationen und Hinweise mitzuteilen. Vertiefend wurden für beide Studien Interviews mit den Pflegenden geführt, wobei diese in der ersten Studie tagsüber stattfanden, in der zweiten nachts. Die Stichprobengröße beider Erhebungen war fast ident. So wurden 1988 152 Pflegekräfte befragt, während 2012 141 Pflegekräfte befragt wurden. Eine detaillierte Stichprobenbeschreibung bietet Abbildung 1:

Stichprobenbeschreibung		
1988		2012
n = 152	Befragte	n = 141
49 %	Innere Medizin	58 %
51 %	Chirurgie	34 %
88 %	Krankenschwester/-Pfleger	99 %
47 %	Dauernachtwache	21 %
32 %	Teilzeitbeschäftigung	25 %
92 %	weiblich	83 %
24 %	40 Jahre oder älter	36 %
41 %	ledig	62 %
22 %	allein lebend	37 %

Abbildung 1: Stichprobenverteilung der beiden Nachtdienststudien (ebd., S.430)

Erste Ergebnisse in der Stichprobenverteilung sind daher die Zunahme der dreijährig ausgebildeten Pflegekräfte, während die Arbeit als Dauernachtwache abgenommen hat. Parallel ist das Durchschnittsalter der Pflegekräfte gestiegen, ebenso wie der ledig oder alleinlebenden Pflegekräfte. Während im Vergleich der beiden Studien eine sinkende Patientenzahl zu verzeichnen war, konnte eine Zunahme von Übergabezeiten festgestellt werden (vgl. ebd., S. 430). Weiterhin konnte festgestellt werden, dass 72% der Pflegenden immer noch allein im Nachtdienst tätig sind, nur bei 28% wurde der Nachtdienst zu zweit durchgeführt. 31% der allein im Nachtdienst arbeitenden Pflegenden mussten zusätzlich zu ihren Aufgaben auf anderen Stationen aushelfen. Die Patienten wurden dabei in 41% der Fälle in Dreibettzimmern versorgt, eine Versorgung im Zweibettzimmer fand nur 35% statt. Im Gegensatz zu den gesunkenen Patientenzahlen hat allerdings der Grad an Pflegebedürftigkeit, gemessen anhand der vorgenommenen Ganzkörperwaschungen zugenommen. Laut der 2012 stattgefunden Studie liegt die Anzahl bei 54%, ein Anstieg um 12%. Ebenfalls wurde in der 2012 vorgenommenen Studie erhoben wie viele Neuaufnahmen während des Nachtdienstes erfolgten. 24% gaben mindestens eine Neuaufnahme pro Nacht an, 9% über zwei Neuaufnahmen während des Dienstes. Zusätzlich wurde in 10 Fällen von einer notfallmäßigen Verlegung auf die Intensivstation berichtet. Allgemein berichteten 52% der Befragten über unvorhersehbare Arbeitsunterbrechungen. Eine Verkürzung des Nachtdienstes unter 10 Arbeitsstunden von 20% 1988 auf 62% im Jahr 2012 konnte detektiert werden. Auch hat sich die Anzahl der Nachtdienste am Stück vielerorts verkürzt von 1988 7 Nächten auf durchschnittlich 3,5 Nächte im Jahr. Zusammenfassend ist eine Abnahme der körperlichen und nervlichen Belastung zu verzeichnen, wobei sich diese wiederum unterscheidet zwischen Pflegenden, welche innerhalb aller Schichten arbeiten und Pflegenden, welche

nur im Nachdienstarbeiten (vgl. ebd., S. 430 f.). Abbildung 2 schlüsselt die Belastungs-
situationen einzeln auf:

Belastung und Zufriedenheit		
1988		2012
	Belastung alle	
69 %	Körperlich ziemlich/ stark belastet	55 %
62 %	Nervlich ziemlich/ stark belastet	37 %
	Belastung nur Dauernachtwache	
67 %	Körperlich ziemlich/ stark belastet	46 %
63 %	Nervlich ziemlich/ stark belastet	27 %
	Belastung nur Schichtrotierende	
70 %	Körperlich ziemlich/ stark belastet	57 %
61 %	Nervlich ziemlich/ stark belastet	42 %

**Abbildung 2: Unterschiedliche Belastungen zwischen Schichtarbeitern und Dauernacht-
wachen (ebd., S. 432)**

Durch die erhobenen Daten konnte also eine geringere Belastung durch einen kontinu-
ierlichen Nachtdienst, im Vergleich zu arbeiten innerhalb aller Schichten, verzeichnet
werden. Die zweite Befragung wurde durch ein neues Item ergänzt. Hierbei sollte die
Zusammenarbeit mit den Ärzten innerhalb des Nachtdienstes beurteilt werden. Innerhalb
dieser Kategorie konnte verzeichnet werden, dass es auf Stationen mit einem höheren
Bettenanteil wahrscheinlicher war, dass der Arzt zur Hilfe gerufen wird, während es un-
wahrscheinlicher ist, wenn die Station weniger Betten aufweist. In 90% der Fälle wurde
der Arzt dann als hilfreich empfunden (vgl. ebd., S. 432). Durch die Pionierarbeit Bartholomeyczik in den 80er Jahren konnte somit eine Vergleichsstudie erhoben werden, die
zum einen die veränderten Bedingungen innerhalb der nächtlichen Versorgung von Patienten darstellen, zum anderen die durch diese Arbeit entstehenden Belastungen für
Pflegende. Aus diesen Ergebnissen lassen sich Ergebnisse ziehen, um die Arbeitsbedingungen für Pflegende, aber auch die Qualität innerhalb der Patientenversorgung zu
steigern.

Neben den Arbeitsbedingungen Pflegender widmete sich Bartholomeyczik auch der Versorgungsforschung vor allem älterer und dementiell erkrankter Patientengruppen. So er-
schien im Jahr 2005 das „Positionspapier der Nationalen Pflegeassesmentgruppe
Deutschland zur Grundsatzstellungnahme „Ernährung und Flüssigkeitsversorgung älter
Menschen" unter ihrer Mitwirkung. Die Expertengruppe spricht sich dafür aus, dass zur

Erfassung von Ernährungssituationen bei alten und pflegebedürftigen Menschen eine differenzierte Betrachtung sämtlicher Aspekte, die Einfluss auf die Ernährung haben, unabdingbar ist. Dabei ist jede Persönlichkeit einzeln zu betrachten. Die alleinige Nutzung des Body-Mass-Index (BMI) wird durch die Expertengruppe als unzureichend angesehen (vgl. Bartholomeyczik et al. 2005, S.2). Nach Meinung der Expertengruppe muss auch die Grundsatzstellungnahme des Medizinischen Dienstes der Spitzenverbände der Krankenkassen „Ernährung und Flüssigkeitsversorgung älterer Menschen" differenziert betrachtet werden. Vor allem die undifferenzierte Anwendung von vorgeschlagenen Assesmentinstrumenten wie dem wöchentlichen Wiegen und dem BMI darf nicht fälschlicherweise aus der Grundsatzstellungnahme interpretiert werden (vgl. ebd., S. 3). Daher wird durch die Expertengruppe vorgeschlagen, dass einige der Empfehlungen überarbeitet werden müssen, um sie dementsprechend ausgefeilter darzustellen. Als unabdingbar verstehen sie dabei eine Diagnostik in zwei Phasen. Die erste Phase sollte dabei ein Screening zur Erfassung des aktuellen Ernährungszustandes beinhalten, sowie wie die Erkennung der Gefahr einer potenziellen Mangelernährung. Dabei sollte nicht nur ein einzelner Indikator fokussiert werden. Anschließend muss ein differenziertes Assesment zur Erfassung der Pflegebedürftigkeit und des somit entstehenden Pflegebedarfs erfolgen. In dieses fließen Informationen aus dem vollständigen interdisziplinären Team ein, da zur Erfassung des Gesamtbildes des Patienten eine monzentrische Betrachtungsweise ungeeignet ist. Daraus können in Absprache mit dem Patienten Maßnahmen erarbeitet werden, die zu einer Verbesserung des Ernährungszustandes führen. Weiterhin sollten in der Grundsatzstellungnahme Empfehlungen, die nicht wissenschaftlich basiert getroffen werden können, entsprechend gekennzeichnet werden und es sollte ein Hinweis auf die begrenzte Möglichkeit der Übertragung von Methoden und der Erhebungsinstrumente gegeben werden (vgl. ebd., S. 8). Auf Grund des Fehlens eines speziellen und umfassenden Assesmentinstrumentes zur Einschätzung des Ernährungszustandes wird von der Expertengruppe die Nutzung der Assesmentinstrumente zur Einschätzung des allgemeinen Pflegebedarfs empfohlen, auch wenn eine Neuinterpretation der gesammelten Informationen zur Beantwortung der speziellen Fragestellung des Ernährungszustandes von Nöten ist (vgl. ebd., S. 8).

Durch ihre Mitarbeit am Deutschen Zentrum für Neurodegenerative Erkrankungen an der Universität Witten/Herdecke versucht Bartholomeyczik eine versorgungsnahe Demenzforschung zu ermöglichen. Als Problematik sieht das Zentrum die zunehmende Herausforderung in der Versorgung von Menschen mit dementiellen Erkrankungen. Das aus dieser Problematik resultierende Ziel müssen innovative Konzepte basierend auf haltbaren Forschungsergebnissen sein, die zeitgleich zukunftsorientiert ausgelegt sind.

Die Arbeitsschwerpunkte des Zentrums sind dabei interdisziplinär angelegt und fungieren durch eine Symbiose von den drei Schwerpunkten: Versorgungsstrukturen, Versorgungsmaßnahmen und Wissenszirkulation/ Implementierungsforschung. Mittelpunkt der Arbeit ist die bisher stark vernachlässigte Perspektive von Menschen mit Demenz in einer frühen Phase der Erkrankung (Bartholomeyczik et al. 2010, S. 744). Die institutionelle Förderung des Projektes bietet dabei die Möglichkeit einer längerfristigen Herangehensweise, um sich der Komplexität des Forschungsgegenstandes vollständig widmen zu können. Die Option einer Weiterentwicklung der bestehenden Methodenwerkzeuge durch eine methodische Triangulation von qualitativen und quantitativen Forschungsansätzen ist dabei eventuell eine Möglichkeit zur Erfassung der Komplexität der Fragestellungen des Themengebietes. Das Aufgreifen von Problemstellungen aus der Versorgungspraxis und die Weiterentwicklung der Ergebnisse bisheriger Forschungsergebnisse auch anderer Standorte sollen zur weiteren Verbesserung der Ergebnislage beitragen (Bartholomeyczik et al. 2010, S. 753).

5   Fazit

Die Akademisierung und die damit untrennbare verbundene Professionalisierung des Pflegeberufes schreitet in den letzten Jahrzehnten in Deutschland rasant voran. An die schon weitaus früher entstandenen Entwicklungen im Ausland kann sich die Pflege in Deutschland allerdings noch nicht anschließen. Jedoch ist ein Wandel der Ausbildung und damit eingehend der Kompetenzbereiche, welche durch Pflegende erfüllt werden können, klar zu verzeichnen. So lassen sich historisch die das Voranschreiten von einem nicht geschützten Berufsbegriff hin zu einer geschützten Berufsbezeichnung, welche an die Absolvierung einer dreijährigen Ausbildung geknüpft ist, erkennen. Als neuste Errungenschaft innerhalb dieses Prozesses ist das Pflegeberufereformgesetz zu benennen, welches die Möglichkeit bietet eine pflegerische Ausbildung mit einem Studiengang zu kombinieren. Bis dato war eine Qualifizierung Pflegender im akademischen Bereich nur im Zuge von Modellvorhaben, oder als Weiterqualifizierung im managerialem, pädagogischen, oder wissenschaftlichen Setting möglich.

Eng verbunden mit den sich wandelnden Möglichkeiten sich zur Ausübung des Pflegeberufes zu qualifizieren ist die steigende Qualität in der Versorgung von Patienten/ Klienten/ Bewohnern, denn nur durch eine adäquate Ausbildung auf hohem Niveau kann eine hohe Güte erreicht werden.

Die Akademisierung des Pflegeberufes ist dabei auf einige Pioniere zurück zu führen. In ihrem Streben zur Optimierung von Pflegequalität mussten diese noch unstrukturierte Angebote wahrnehmen, um sich im eigenen Setting fortzubilden. So bestand vor einigen

Jahrzehnten nicht die Möglichkeit Pflege direkt zu studieren. Nach Ihrer Ausbildung blieb nur die Möglichkeit eines Studiums im Ausland, oder zum Studium eines der Pflege verwandten Faches.

Ähnlich gestaltet sich das Leben und Wirken von Sabine Bartholomeyczik. Nach ihrer Ausbildung zur Krankenschwester in Heidelberg studierte sie mit dem Schwerpunkt Soziologie in Mannheim und belegte Sommerkurse in Methodologie in den USA. Eine entsprechend fundierte Kenntnis und Vorgehensweise im Sinne der Methodologie und einer wissenschaftlich basierten Herangehensweise ist demzufolge in all ihren Werken zu finden und wirkt sich konsekutiv prägend auf die Pflegewissenschaft in Deutschland aus.

Während ihre Promotionsarbeit sich noch mit der Analyse von Strukturen im Krankenhaus und deren Auswirkungen auf pflegerische Mitarbeiter konzentrierte, weisen ihre späteren Werke einen immer größer werdenden Bezug zur Versorgungsforschung spezieller Patientengruppen auf. Besonders hervorzuheben sind hier ihre Forschungen in Bezug auf pflegerische Diagnostik mit dem Schwerpunkt Assesmentinstrumente, die Forschung zu Ernährungssituationen bestimmter Patientengruppen und die Forschung zu Versorgung von Patienten mit dementiellen Veränderungen.

Zusätzlich prägt ihr Werdegang durch eine der ersten Promotionen mit pflegerischem Fokus und die Habilitation im Bereich der Pflegewissenschaft an der Fachhochschule in Frankfurt und an der Universität in Witten/ Herdecke nachträglich das Gesamtbild von Pflege, besonders im Bezug der Anerkennung als eigenständige Wissenschaft.

Bartholomeycziks Arbeit und Wirken hat somit neben der Arbeit anderer Pioniere der Pflegewissenschaft bis heute tiefgreifend Einfluss auf die Ausgestaltung und Weiterentwicklung von Pflege im Sinne von Akademisierung und Professionalisierung.

Literaturverzeichnis

Arbeitskreis Deutscher Qualifikationsrahmen (2011): Deutscher Qualifikationsrahmen für lebenslanges Lernen

Bartholomeyczik, S.; Donath, E.; Schmidt, S. Rieger, M.; Berger, E.; Wittich, A.; Dieterle, W. (2008): Arbeitsbedingungen im Krankenhaus, Dortmund/Berlin/Dresden

Bartholomeyczik, Sabine; Holle, Bernhard; Riesner, Christine; Halek, Margareta; Vollmar, Christian (2010): Versorgungsnahe Demenzforschung ermöglichen- Fragestellungen im Deutsche Zentrum für Neurodegenerative Erkrankungen an der Universität Witten/ Herdecke. In Zeitschrift für Evidenzbasierte Fortbildung und Qualität im Gesundheitswesen. Jahrg. 2010, Heft 10, S. 744-753

Bartholomeyczik, Sabine; Schreier, Maria; Halek, Margareta; Bernhard, Flora; Calero, Claudia; Cramer, Henning; Ganz, Ute; Hunstein, Dirk; Dintelmann, Yvonne; Hebart-Hermann, Maria; Wagner, Anja; Isfort, Michael; Rosner, Jens (2005): Positionspapier der Nationalen Pflegeassesmentgruppe Deutschland zur Grundsatzstellungnahme „ Ernährung und Flüssigkeitsversorgung älterer Menschen. In Pflege Zeitschrift. Jahrg. 2005. Heft 7, S. 2-8

Bienstein, Christel; Mayer, Herbert (2014): Nachts im Krankenhaus. In Die Schwester/ Der Pfleger. Jahrg. 2014, Heft 4, S.428-433

Brandenburg, Hermann; Panfil, Eva-Maria; Mayer, Herbert: Pfllegewissenschaft 2-Lehr- und Arbeitsbuch zur Einführung in die Pflegeforschung. 1.Aufl., Bern:Huber-Verlag

Famielienwortschatz (o.J.): Agnes Karll Institut für Pflegeforschung. Internet: https://www.familienwortschatz.de/index.php?title=Agnes_Karll_Institut_f%C3%BCr_Pflegeforschung (Abruf 13.08.2020)

Friesacher, H. (2013): Studienmöglichkeiten in der Pflege. In: Management. Jahrg. 2013, S. 34-44

Gesetz zur Reform der Pflegeberufe (PflBRefG) in der Fassung vom 17.07.2017

Gesis (o.J.): Krankenhausstruktur, Stress und Verhalten gegenüber Patienten im Krankenhaus (Personalbefragung). Internet: https://search.gesis.org/research_data/ZA1023 (Abruf 13.08.2020)

Jacobs, Klaus; Kuhlmey, Adelheid; Greß, Stefan; Klauber, Jürgen; Schwinger, Antje (2016): Pflege-Report 2016- Die Pflegenden im Fokus, 1. Aufl., Stuttgart: Schattauer

Laubert, Annette (2017): Grundlagen beruflicher Pflege- verstehen & pflegen. 4. Aufl., Stuttgart: Thieme-Verlag

LoBiondo-Wood, Geri; Haber, Judith (2005): Pflegeforschung- Methoden-Bewertung-Anwendung. 2. Aufl., München: Elsevier

Pflegen-online (2018): Deutschland hat jetzt drei Pflegekammern. Internet: https://www.pflegen-online.de/deutschland-hat-jetzt-drei-pflegekammern (Abruf 11.08.2020)

RKI (2017): 1991-200 Ist das Wissenschaft, oder kann das weg? Die Studien des SozEp und Ihre Bedeutung. Internet: https://www.rki.de/DE/Content/Institut/Geschichte/Bildband_Salon/1991-2000.html (Abruf 13.08.2020)

Stöver, Martina (2010): Die Neukonstruierung der Pflegeausbildung in Deutschland-Eine vergleichende Studie typischer Reformmodelle zu Gemeinsamkeiten und Differenzen sowie deren Nachhaltigkeit. 1. Aufl., Lage: Jacobs-Verlag

Universität Heidelberg (2013): Die Geschichte an der Schwesternschule der Universität Heidelberg. Internet: https://www.uni-heidelberg.de/presse/news2013/pm20130507_schwesternschule.html (Abruf 13.08.2020)

Universität Mannheim (o.J.): Fakultät für Sozialwissenschaften- Höchste Qualität in Forschung und Lehre. Internet: https://www.sowi.uni-mannheim.de/ (Abruf 13.08.2020)

Universität Witten/Herdecke (o.J.): Profil der Fakultät für Gesundheit. Internet: https://www.uni-wh.de/gesundheit/ (Abruf 13.08.2020)

BEI GRIN MACHT SICH IHR WISSEN BEZAHLT

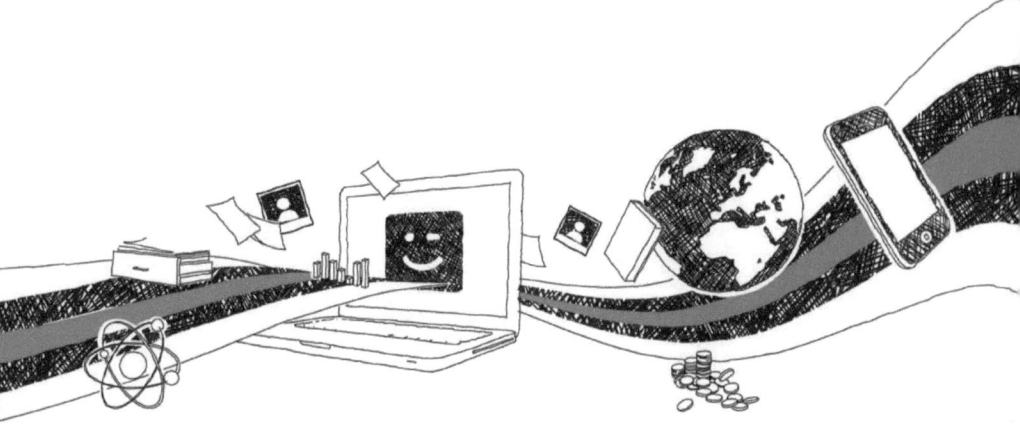

- Wir veröffentlichen Ihre Hausarbeit,
  Bachelor- und Masterarbeit

- Ihr eigenes eBook und Buch -
  weltweit in allen wichtigen Shops

- Verdienen Sie an jedem Verkauf

Jetzt bei www.GRIN.com hochladen und kostenlos publizieren

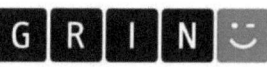